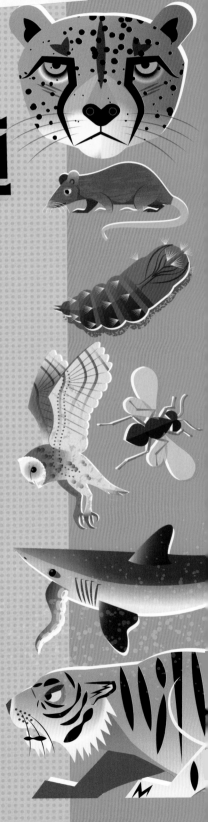

万万没想到的科学

蚂蚁可以吃掉螃蟹吗？

[美]保罗·梅森 著　[美]马克·鲁夫勒 绘　雷鑫宇 译

中信出版集团 | 北京

图书在版编目（CIP）数据

蚂蚁可以吃掉螃蟹吗? /（美）保罗·梅森著；
（美）马克·鲁夫勒绘；雷鑫宇译. -- 北京：中信出版
社, 2021.4
（万万没想到的科学）
书名原文: Cause, Effect and Chaos!: In the
Animal Kingdom
ISBN 978-7-5217-2726-5

Ⅰ.①蚂… Ⅱ.①保… ②马… ③雷… Ⅲ.①动物 –
儿童读物 Ⅳ.①Q95-49

中国版本图书馆CIP数据核字（2021）第016008号

蚂蚁可以吃掉螃蟹吗?
（万万没想到的科学）

著　　者：[美]保罗·梅森
绘　　者：[美]马克·鲁夫勒
译　　者：雷鑫宇
出版发行：中信出版集团股份有限公司
　　　　　（北京市朝阳区惠新东街甲4号富盛大厦2座　邮编　100029）
承　印　者：北京联兴盛业印刷股份有限公司

开　　本：889mm×1194mm 1/16　　印　张：12　　字　数：300千字
版　　次：2021年4月第1版　　　　　印　次：2021年4月第1次印刷
京权图字：01-2020-1682
审　图　号：GS(2020)3798号　书中地图系原文插附地图
书　　号：ISBN 978-7-5217-2726-5
定　　价：148.00元（全6册）

出　　品　中信儿童书店
图书策划　如果童书
策划编辑　陈倩颖
责任编辑　陈晓丹
营销编辑　张远　邝青青　宋雨佳
美术设计　韩莹莹
内文排版　北京沐雨轩文化传媒

目 录

万物的关系真奇妙！

因果关系是指这样一种关系：一件事引起了另一件事，通常，这件事又导致了第三件事……以此类推，最终串成了一条链子。不过有时候一件事情也可能导致意料之外的结果。除了我们可以预见的结果，还存在许多人们想不到的偶然和意外。你可以发现很多这样的例子。

起因：

你待在朋友家里多玩儿了一局游戏《舞力全开》。

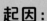

结果1：

因为你离开得晚了一点儿，路上下起了大雨，你被淋了个透心凉。

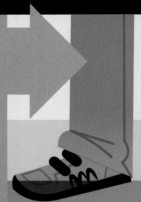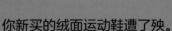

你新买的绒面运动鞋遭了殃。

可是，因果链到这儿可能还没有结束。

结果2：

通过玩《舞力全开》，你的舞蹈技能提高了。后来，你在学校的演出活动中大放异彩。

在动物王国中，因果关系有时关系到生死存亡。

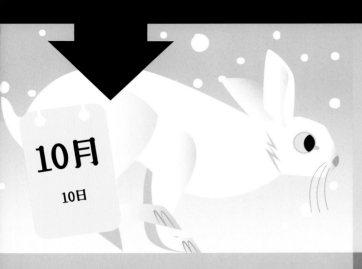

10月
10日

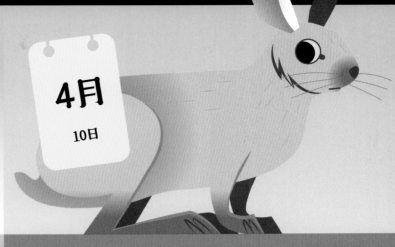

4月
10日

每年10月10日左右，棕色的雪兔开始换上新毛，这身洁白的毛是冬季雪地里极好的伪装。

第二年4月10日左右，当雪开始融化时，雪兔又换成了棕色的毛，这身棕毛是它们夏季的伪装。

不幸的是，雪兔换毛的时机并不总是完美的。

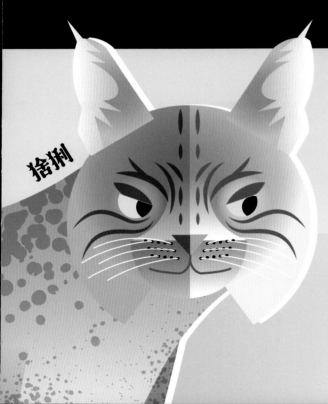

捨捌

有的时候，雪会下得晚一点，或者春天会来得迟一些，导致雪兔新换的毛和环境格格不入。

这对雪兔来讲就很**糟糕**了，它们可能陷入危机。雪兔不合时宜的毛色使它们变得很显眼，很容易被捕食者发现。

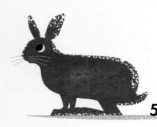

蚂蚁可以吃掉螃蟹吗?

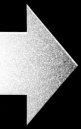

每年的同一时间,印度洋中的圣诞岛都会爬满红蟹。数百万只圣诞岛红蟹离开森林中的洞穴,前往大海繁殖后代。它们这趟旅程充满危险。

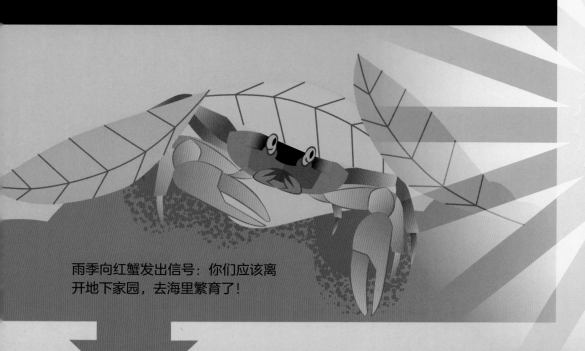

雨季向红蟹发出信号:你们应该离开地下家园,去海里繁育了!

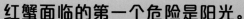

红蟹面临的第一个危险是阳光。

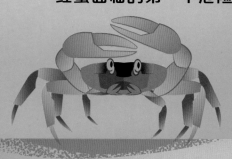

红蟹必须保持身体湿润才能活下去,如果一直被阳光照射,它们可能会干死。

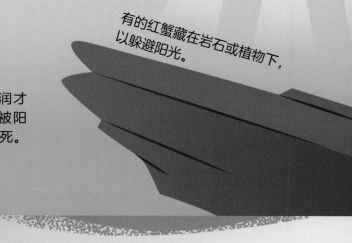

有的红蟹藏在岩石或植物下,以躲避阳光。

红蟹在向大海进军时，还会遭遇大型椰子蟹，一些红蟹被吃掉了。

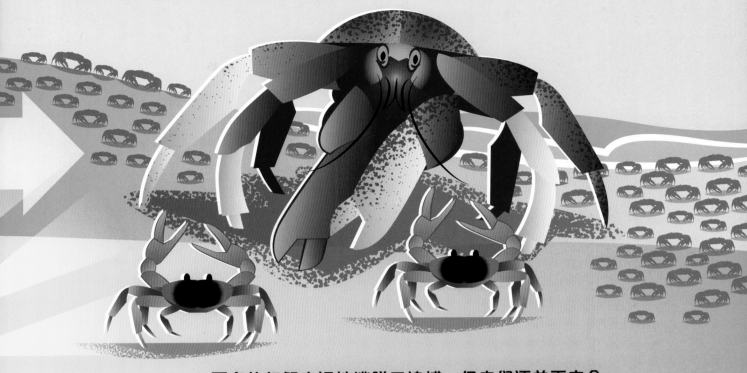

更多的红蟹幸运地逃脱了追捕，但它们还并不安全。

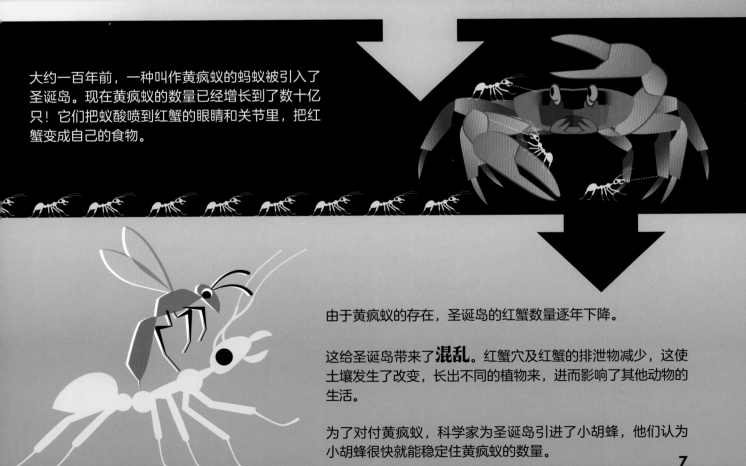

大约一百年前，一种叫作黄疯蚁的蚂蚁被引入了圣诞岛。现在黄疯蚁的数量已经增长到了数十亿只！它们把蚁酸喷到红蟹的眼睛和关节里，把红蟹变成自己的食物。

由于黄疯蚁的存在，圣诞岛的红蟹数量逐年下降。

这给圣诞岛带来了**混乱**。红蟹穴及红蟹的排泄物减少，这使土壤发生了改变，长出不同的植物来，进而影响了其他动物的生活。

为了对付黄疯蚁，科学家为圣诞岛引进了小胡蜂，他们认为小胡蜂很快就能稳定住黄疯蚁的数量。

熊不再吃鲑鱼了会怎样？

每年夏天，数百万条鲑鱼离开大海，游向上游河流。它们会回到出生的地方产卵，在死之前完成繁殖。在阿拉斯加的科迪亚克岛上，饥饿的熊正埋伏着，等待它们的猎物——至少，根据习性它们会这样做。

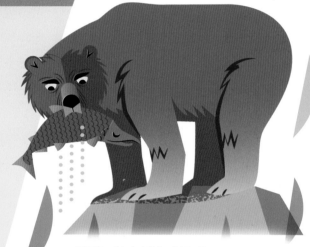

鲑鱼进入河中，逆流而上。

熊则开始在捕鱼点聚集。

最大的熊
抢占了最好的捕鱼地点。

对熊来说，吃到的鲑鱼越多越好，这样可以为冬眠储备更多的能量。

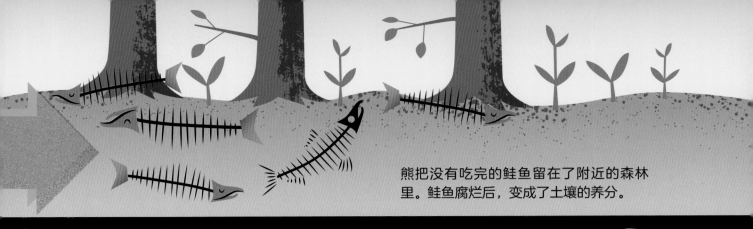

熊把没有吃完的鲑鱼留在了附近的森林里。鲑鱼腐烂后，变成了土壤的养分。

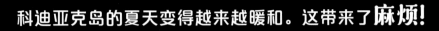
科迪亚克岛的夏天变得越来越暖和。这带来了**麻烦！**

熊很喜欢接骨木果，
它们开始吃这些果实，不再吃鲑鱼了。

红色接骨木果

提前成熟，时间与鲑鱼到达上游的时间相同。

大多数鲑鱼在产卵后死亡。它们的尸体会顺流而下，而不是被熊吃剩，留在土里。

土壤无法再从鲑鱼的**残骸**中得到养分，

植物生长变得越来越难——其中包括熊喜欢的接骨木果。最终，森林里动物的食物变少了。

仓鸮为什么越来越少了？

仓鸮通常在夜晚捕食。它们是非常致命的猎手，捕猎成功率高达75%。与它们相比，狮子的捕猎成功率仅为30%，游隼的捕猎成功率为47%。是什么让仓鸮变成了捕猎好手？

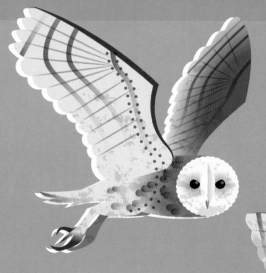

捕猎开始时，仓鸮会静静地飞翔，倾听猎物的动静。

仓鸮盘状的脸会帮助耳朵收集声音，这样它就能听到。狩猎开始时它们会先低下头。直到这一刻，猎物可能都还没发现仓鸮已经来了。

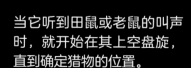

耳朵

当它听到田鼠或老鼠的叫声时，就开始在其上空盘旋，直到确定猎物的位置。

最后一刻，仓鸮挥舞着利爪扑向猎物，抓住它。

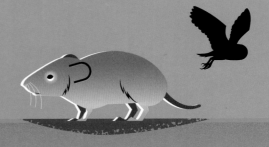

仓鸮有时也会失手，
但是它们面临着其他问题。

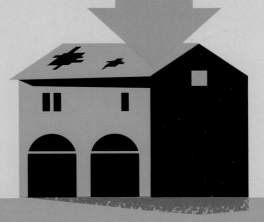

现代农场发生了很大的变化，农场中老式的木质建筑越来越少，有的仓鸮找不到搭巢的地方。

农场主用来杀死老鼠和其他啮齿动物的毒药，会留在这些动物的尸体中。仓鸮吃了这样的尸体，也会被毒死。

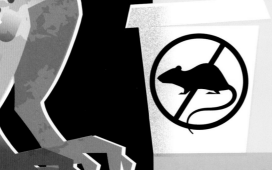

现在，仓鸮的数量已经大大减少了。有专家认为，现在仓鸮的数量还不到100年前的一半。

孟加拉虎是怎样捕猎的？

在南亚森林中，孟加拉虎是食物链顶端的掠食者。它可以猎杀它遇到的任何猎物。

除了人类，其他动物都无法猎杀它。孟加拉虎主要捕食鹿和野牛，偶尔也会捕猎野猪、猴子和其他动物。

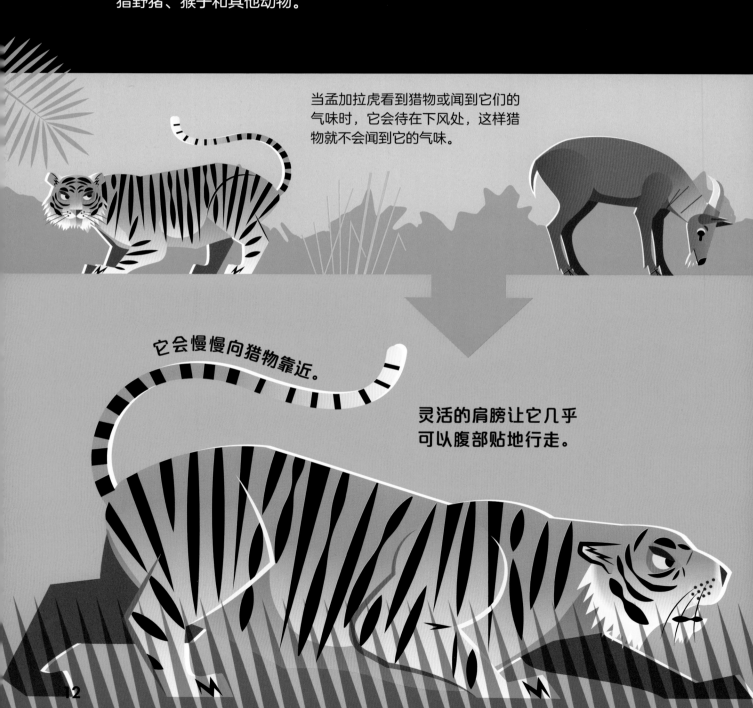

当孟加拉虎看到猎物或闻到它们的气味时，它会待在下风处，这样猎物就不会闻到它的气味。

它会慢慢向猎物靠近。

灵活的肩膀让它几乎可以腹部贴地行走。

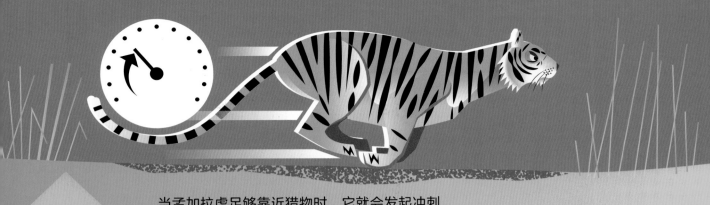

当孟加拉虎足够靠近猎物时，它就会发起冲刺，它在短距离内冲刺的速度可达到每小时50千米。

孟加拉虎通常会咬住猎物的脖子，切断它的气管，让猎物**窒息**而死。

年老或生病的孟加拉虎速度会变慢，追不上野鹿等猎物。因此，它们得找点跑得慢的猎物——比如当地的村民！在南亚，每年大约会有一百人遭到孟加拉虎的袭击或杀害。

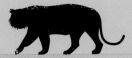

科莫多巨蜥有多凶猛？

世界上并不真的存在"喷火龙"这种生物，我们能见到的最接近"龙"的动物是印度尼西亚的一种巨型蜥蜴，叫作科莫多巨蜥*。

不过，科莫多巨蜥的嘴巴不会喷出烟火，只会喷出腐臭的气息。这种蜥蜴对大型动物和人类来说也是危险的。

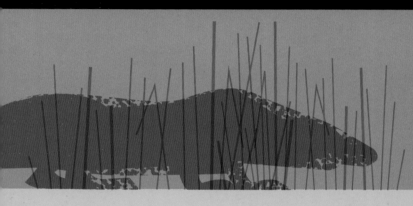

科莫多巨蜥会静静地等待它的猎物，在植物和岩石间，它棕色的皮肤是一种很好的伪装。

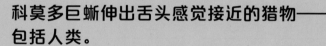

科莫多巨蜥伸出舌头感觉接近的猎物——包括人类。

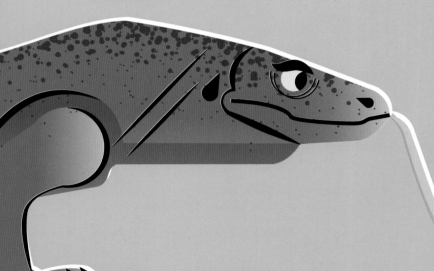

它的听觉和视觉很差，但嗅觉很好。科莫多巨蜥用分叉的舌头"品尝"空气，来判断谁在它附近。

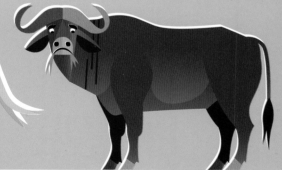

*科莫多巨蜥可以长到3米长，70千克重。

14

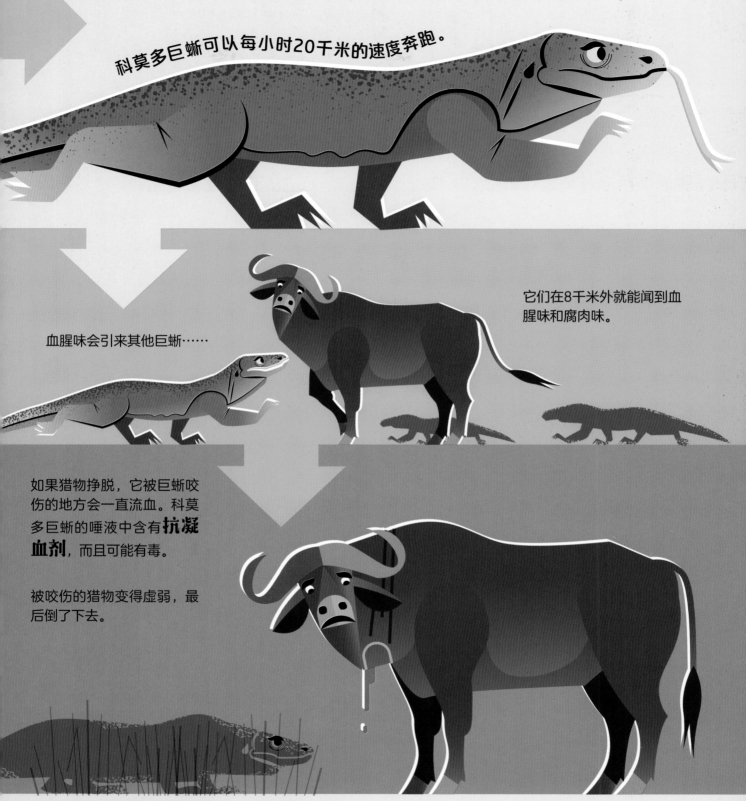

当猎物离它足够近时，科莫多巨蜥会向前猛冲，用嘴咬住猎物。

科莫多巨蜥可以每小时20千米的速度奔跑。

它们在8千米外就能闻到血腥味和腐肉味。

血腥味会引来其他巨蜥……

如果猎物挣脱，它被巨蜥咬伤的地方会一直流血。科莫多巨蜥的唾液中含有**抗凝血剂**，而且可能有毒。

被咬伤的猎物变得虚弱，最后倒了下去。

科莫多巨蜥耐心地等待的……就是这一刻。

15

气候变化给北极熊带来了什么？

在北极，每年春天，北极熊从冬眠中醒来，然后到海冰上捕食海豹。在接下来的几个月中，北极熊需要吃很多东西来补充能量，为下一次的冬眠做好准备。

北极熊朝海豹所在的呼吸口走去，然后耐心地等待它再次上来换气。

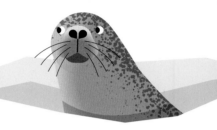

北极熊能闻到猎物的气息。

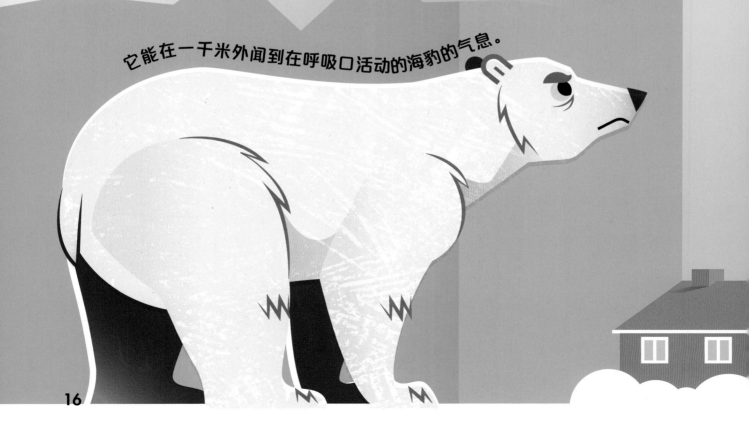

它能在一千米外闻到在呼吸口活动的海豹的气息。

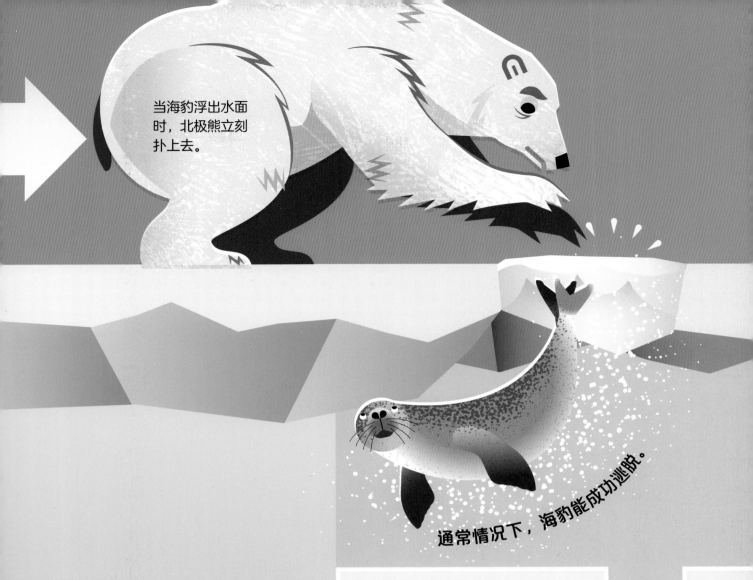

当海豹浮出水面时，北极熊立刻扑上去。

通常情况下，海豹能成功逃脱。

于是，一部分北极熊冒险去陆地上寻找食物。这时，它们的白色皮毛失去了伪装作用，因此捕猎还是很困难。

人类定居点周围有食物，但熊与人的接触对双方来讲都是危险的。许多北极熊会被人类射杀，也有一些**人会被北极熊杀死**。

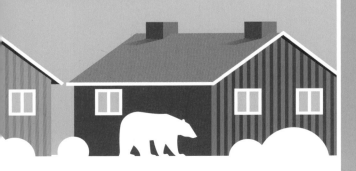

北极熊需要扩大捕猎的范围，以创造更多的捕猎机会。然而，我们的星球正在不断变暖。北极的冰越来越少，北极熊的猎场也越来越小。

北极的冰融化得更早了，结冰却更晚了。对北极熊来说，为冬天储存脂肪变得更困难了。

17

贪吃蛇的下场是什么？

刚出生的小蟒蛇只有大约40厘米长。它们靠捕食老鼠等小动物为生。但是，蟒蛇不会停止长大。

在它们25岁的时候，有的蟒蛇会长到4米长！这么长的蛇，几乎可以捕猎任何动物了。

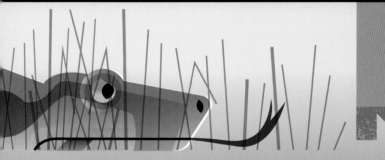

蟒蛇会藏起来，吐出蛇信，感知猎物的气息。

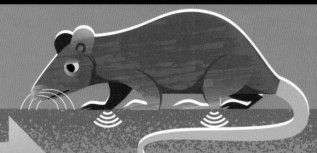

当猎物靠近蟒蛇时，猎物周围的空气和地面产生振动，蟒蛇就知道猎物来了。

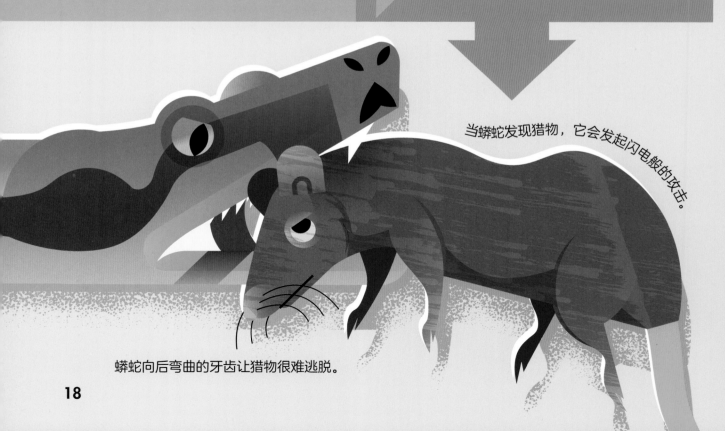

当蟒蛇发现猎物，它会发起闪电般的攻击。

蟒蛇向后弯曲的牙齿让猎物很难逃脱。

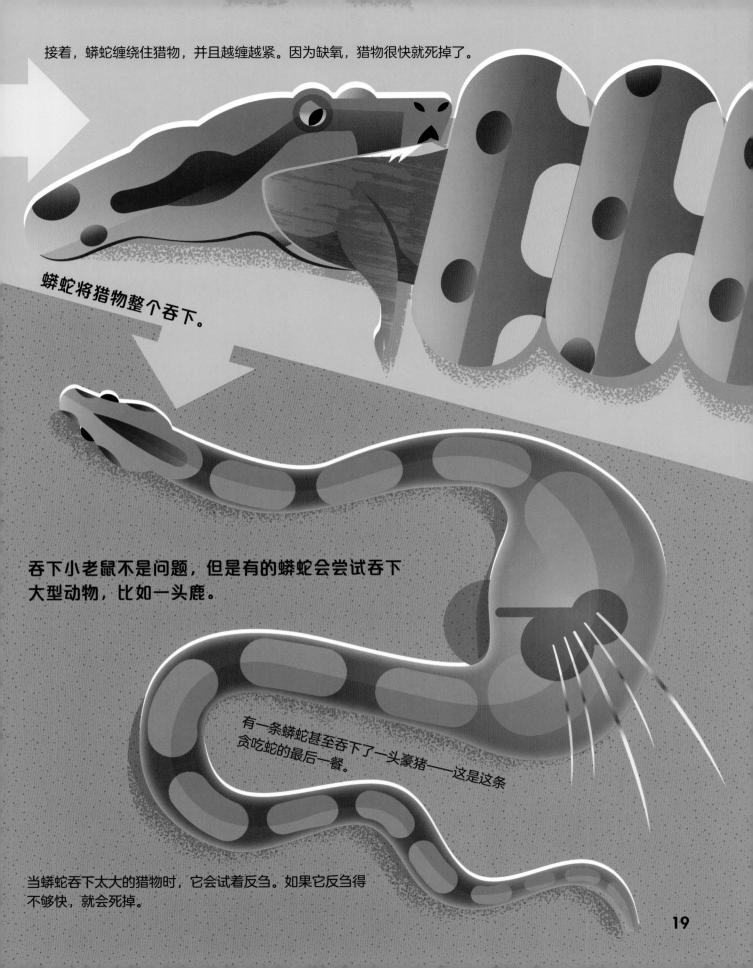

接着，蟒蛇缠绕住猎物，并且越缠越紧。因为缺氧，猎物很快就死掉了。

蟒蛇将猎物整个吞下。

吞下小老鼠不是问题，但是有的蟒蛇会尝试吞下
大型动物，比如一头鹿。

有一条蟒蛇甚至吞下了一头豪猪——这是这条
贪吃蛇的最后一餐。

当蟒蛇吞下太大的猎物时，它会试着反刍。如果它反刍得
不够快，就会死掉。

角马是怎样迁徙的?

每年,为了寻找新鲜的牧草,角马都会在非洲的塞伦盖蒂平原上大迁徙。

旅程中,角马会遇到各种各样的危险,以及特别混乱的渡河。

一**月**,角马群向南迁徙。一月到三月底之间,它们的幼崽出生。

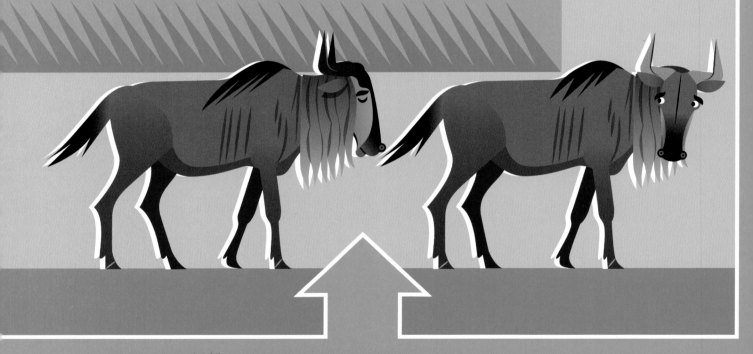

八月份,幸存的角马回到了平原北部,它们会待在这里,等待**十一月**南部的大雨让平原长出新草。

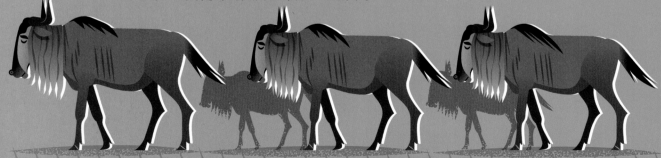

因为小角马是很容易到嘴的美餐，捕食者会紧跟角马群到达塞伦盖蒂平原南部。

到**四五月份**，平原南部的草就差不多吃完了。于是，角马群开始向平原的中部和西部的草场迁徙。

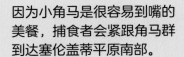

接下来，角马群会面临迁徙之中最大的危险。

七月份，角马们抵达平原西部，这里有很多宽而险的河流。河中，饥肠辘辘的尼罗鳄正在等着它们。

在混乱中渡河！

即使最终它们过了河，一部分角马还是会被尼罗鳄拖回河里。

尽管很多角马会在大迁徙中死掉，但是如果它们不迁徙，就会有更多的角马因缺少食物而饿肚子，甚至饿死。

是谁在欺骗飞蛾?

像许多昆虫一样,飞蛾的生命周期令人着迷。飞蛾刚生下来时还不是飞蛾。在成为飞蛾之前,它们会经历三个阶段。

飞蛾的生命历程是危机四伏的,确切地说,每一个阶段都潜伏着危险。

飞蛾以卵的形式来到世界上。成年飞蛾通常把卵产在树叶上。

昆虫和小鸟都会吃蛾卵。

存活下来的毛毛虫会变成蛹。蛹又可能成为鸟、蜘蛛、青蛙、蟾蜍和蛇的食物。

蛹

卵

狡猾的黄蜂甚至会把自己的卵注入蛾卵中,让蛾卵成为黄蜂幼虫的食物。

毛毛虫

幸存下来的卵孵化成毛毛虫。它们可能会被鸟、老鼠和一些昆虫吃掉。

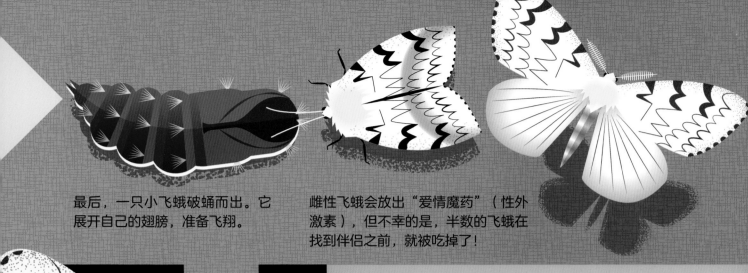

最后，一只小飞蛾破蛹而出。它展开自己的翅膀，准备飞翔。

雌性飞蛾会放出"爱情魔药"（性外激素），但不幸的是，半数的飞蛾在找到伴侣之前，就被吃掉了！

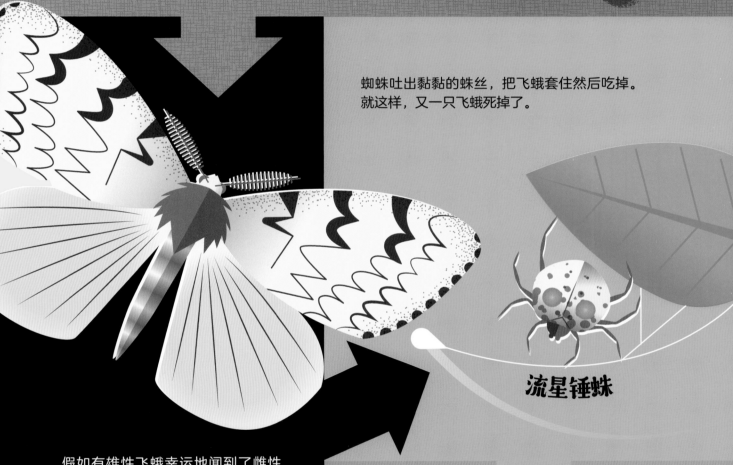

蜘蛛吐出黏黏的蛛丝，把飞蛾套住然后吃掉。就这样，又一只飞蛾死掉了。

流星锤蛛

假如有雄性飞蛾幸运地闻到了雌性飞蛾"爱情魔药"的气味，它会向对方飞去。但悲剧还没结束……有时，魔药是狡猾的流星锤蛛放出来的。**噢，不！**

在400个左右的蛾卵中，只有一个蛾卵可以变成成年飞蛾。然后它会繁衍，继续飞蛾的生命循环。

章鱼的腕有多厉害？

攻击水手的多臂海怪实际上并不存在，但海洋中确实有巨型的太平洋章鱼。

据说这种章鱼的腕长可超过8米，体重是成年人的3倍。它也是致命的猎手。

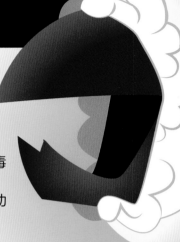

然后，再用锋利的嘴（角质腭）咬它。

有时，章鱼会将毒液注入猎物体内，这样猎物就无法动弹了。

夜晚，章鱼离开**巢穴**，沿着海底摸索着前进。章鱼腕上有味蕾，因此它碰到什么都可以尝一下。

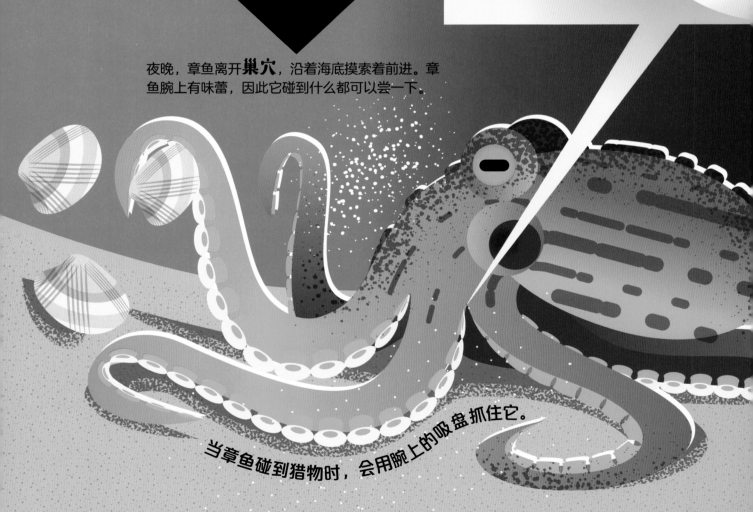

当章鱼碰到猎物时，会用腕上的吸盘抓住它。

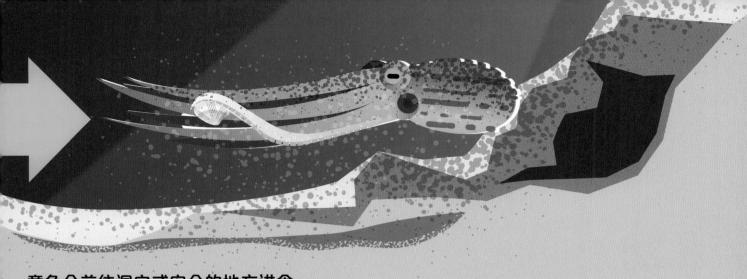

章鱼会前往洞穴或安全的地方进食。

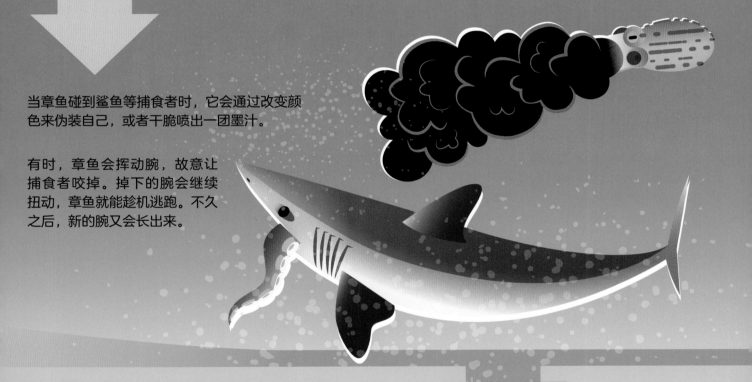

当章鱼碰到鲨鱼等捕食者时，它会通过改变颜色来伪装自己，或者干脆喷出一团墨汁。

有时，章鱼会挥动腕，故意让捕食者咬掉。掉下的腕会继续扭动，章鱼就能趁机逃跑。不久之后，新的腕又会长出来。

过度捕捞，尤其是对鲨鱼的过度捕捞，让捕食者变少了，章鱼数量越来越多。

恐怖的触手**笼罩**着海洋，谁知道呢，也许有一天它们会悄悄爬上陆地……*

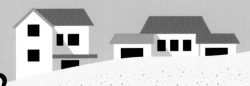

*别担心，所有的章鱼都需要在水中呼吸。因此它们只能在陆地上停留很短的时间。**25**

猎豹也会挨饿吗？

猎豹是陆地上跑得最快的捕食者。2012年，一只名叫莎拉的猎豹奔跑速度几乎达到了每小时100千米。

猎豹的奔跑速度很快，但它的耐力不好。猎豹需要迅速抓住猎物，但这不是它们面临的唯一挑战。

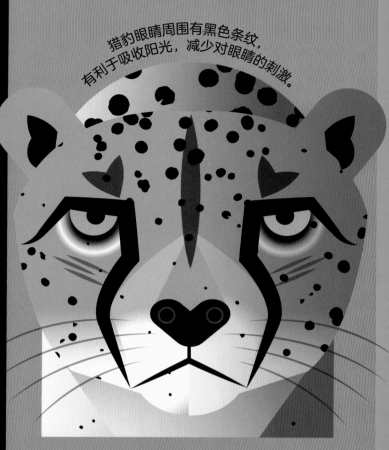

猎豹眼睛周围有黑色条纹，有利于吸收阳光，减少对眼睛的刺激。

当猎豹发现猎物时，它就开始慢慢地向猎物靠近。

猎豹希望在被发现前，能够爬到距猎物30米以内的地方。

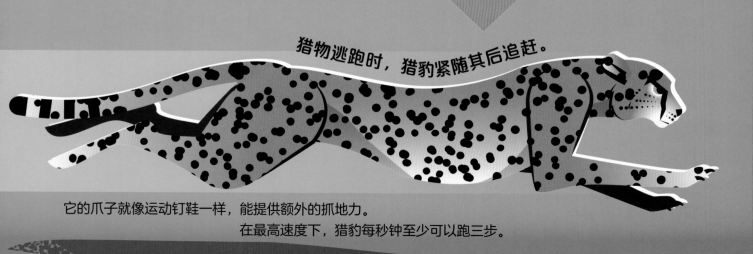

猎物逃跑时，猎豹紧随其后追赶。

它的爪子就像运动钉鞋一样，能提供额外的抓地力。

在最高速度下，猎豹每秒钟至少可以跑三步。

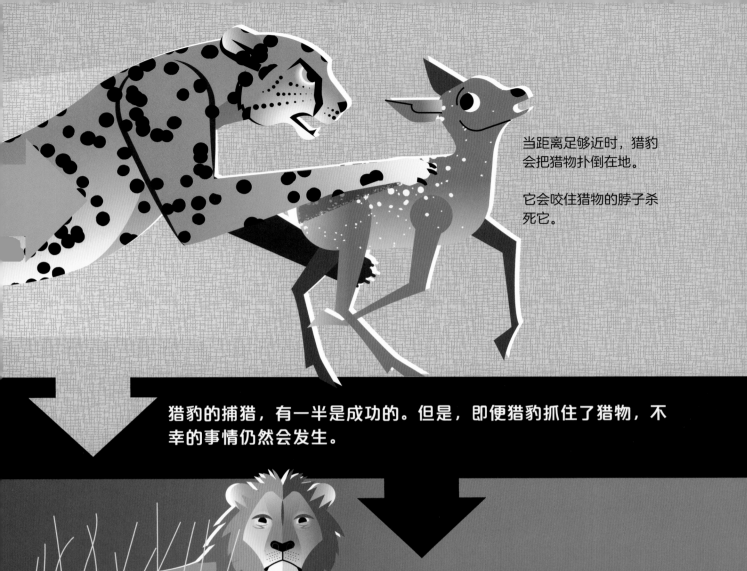

当距离足够近时，猎豹会把猎物扑倒在地。

它会咬住猎物的脖子杀死它。

猎豹的捕猎，有一半是成功的。但是，即便猎豹抓住了猎物，不幸的事情仍然会发生。

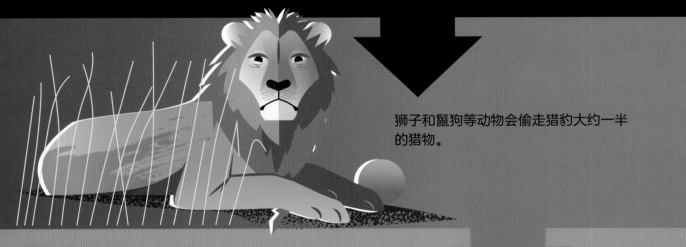

狮子和鬣狗等动物会偷走猎豹大约一半的猎物。

猎豹如果肌肉损伤，或者踩到了刺，那么它好几天都不能捕猎。

没有食物，猎豹就会缺乏猎食所需的能量。如果它有小猎豹，这些小可怜会挨饿甚至死亡。

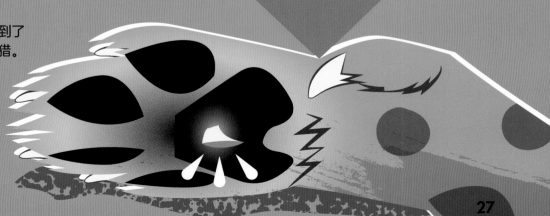

白犀牛是怎样走向灭绝的？

这个世界对野生动物来说是非常残酷的。它们被人类猎杀，也因栖息地减少而受影响。因此，一些动物走向了灭绝。

北部白犀牛就是这样一种濒临灭绝的动物。

多年以前，非洲中部还有成千上万的北部白犀牛。

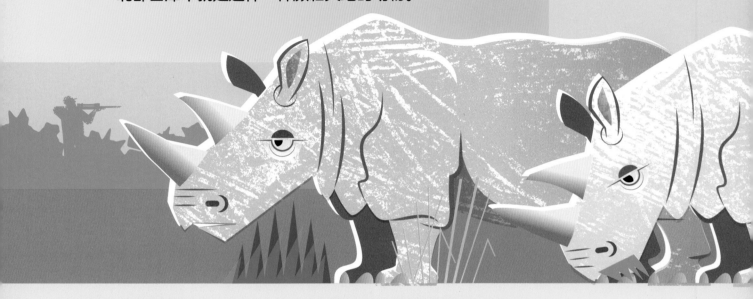

后来，它们被当作战利品猎杀。到1960年，北部白犀牛就只剩下2000头了。

到20世纪80年代，人们对犀牛角的需求增加了。实际上，犀牛角没有药用价值。

即便如此，一小堆白犀牛角粉末还是比黄金和钻石更值钱。

28

偷猎者猎杀白犀牛，锯掉犀牛角出售。

有的偷猎者甚至杀死动物园里的白犀牛。

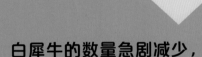

白犀牛的数量急剧减少，
到2010年，野生北部白犀牛已经绝迹了。

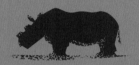

2018年，最后一头雄性的北部白犀牛死亡，只剩下两头雌性的北部白犀牛。

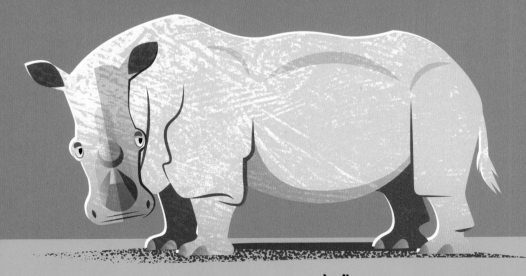

每一个物种的灭绝，对世界来说都是一场**灾难**，这打击了地球的物种多样性。无论是犀牛、鲨鱼等动物，还是植物，它们都是维持生态系统平衡的重要一员。任何一种生命都在生态系统中发挥着作用。一个物种的消失会对周围所有的生物产生影响。

那些你可能感兴趣的词语!

捕食者: 捕猎其他动物,并以它们为食的动物。

残骸: 人或动物的尸骨。

巢穴: 狐狸、熊、貂或者白鼬等动物的藏身之处。

冬眠: 在寒冷的冬天,有动物会进入深度睡眠,呼吸减缓,体温降低。

反刍: 把吞下去的食物送回嘴里。

关节: 连接两块骨骼,使它们能活动的组织。例如肘关节和膝关节。

过度捕捞: 人类捕获了太多的猎物,导致它们的繁殖量无法弥补被捕获量。

呼吸口: 冰面上的小孔,海豹等动物在这里换气。

抗凝血剂: 可以稀释血液,让血液难以形成可以凝块止血的化学物质。

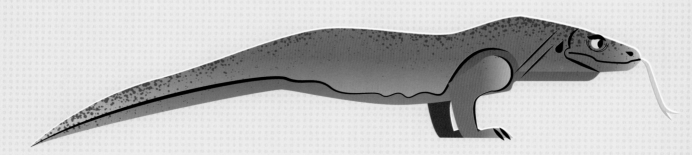

灭绝：一种动物或植物在地球上完全绝迹。

栖息地：动物居住的地方。

栖息地减少：栖息地被破坏（这通常是说人类活动对动物栖息地的破坏）。

偷猎者：非法捕捉和杀害动物的人。

伪装：本书中指与背景融为一体的色彩伪装。

下风处：风吹向的那一方。当动物A站在另一种动物B的下风处时，动物B的气味会飘向动物A。

养分：能使生物存活、发育起来的物质。

窒息：猎物因为呼吸受阻，可能导致氧气不足而死亡。

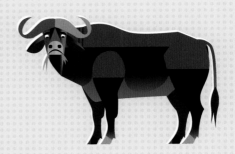

万万没想到的科学

儿童科学思维启蒙绘本

蚂蚁可以吃掉螃蟹吗？

探索万物规律，开启思维风暴！

圣诞岛的红蟹一生要经历多少威胁？贪吃蛇会把自己撑死吗？

章鱼的腕有多厉害？白犀牛是怎样走向灭绝的？……

想要揭秘这些问题的答案，再去挖掘更多事物之间的有趣联系吗？

跟随逻辑箭头进行思考，破解新奇科学谜题，
培养让人受益终生的科学思维方式！

在这本书里，孩子们将运用生物、物理、地理等科学知识，

揭开关于动物世界的种种奥秘！

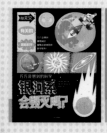 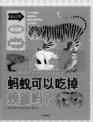 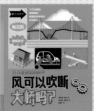 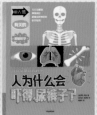 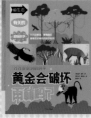 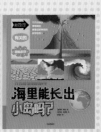

中信出版
阅读新世界
扫码得好礼

ISBN 978-7-5217-2726-5

9 787521 727265 >

定价：148.00元（全6册）

和人体

有关的

趣味科学

万万没想到，
事物背后
藏着这样神奇的
科学联系！

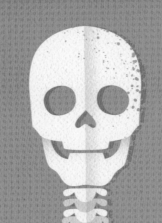

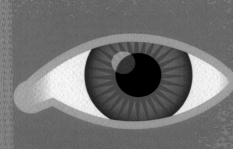

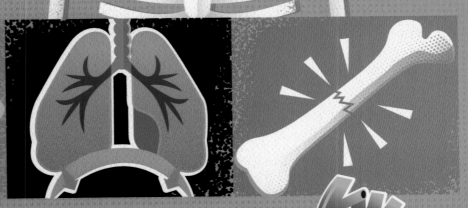

万万没想到的科学

人为什么会吓得尿裤子？

[美]保罗·梅森 著

[美]马克·鲁夫勒 绘

雷鑫宇 译

中信出版集团